SALUD PARA TODOS

el
MAL DE
ALZHEIMER

imaginador

Alberto J. Peña

Coordinador general
del grupo de médicos y editores

el
MAL DE
ALZHEIMER

TODO LO QUE NECESITA SABER

imaginador

615.882   Alberto J. Peña
ALB   El mal de Alzheimer. - 1ª. ed. - Buenos Aires:
          Grupo Imaginador de Ediciones, 2004.
          128 p.; 20x14 cm.

          ISBN 950-768-404-2

          I. Título - 1. Medicina Popular-Alzheimer

I.S.B.N.: 950-768-404-2

Primera edición: noviembre de 2002
Última reimpresión: 2.000 ejemplares, abril de 2004

Se ha hecho el depósito que establece la Ley 11.723
Copyright by GIDESA
Bartolomé Mitre 3749 - Ciudad Autónoma de Buenos Aires
República Argentina

IMPRESO EN ARGENTINA - PRINTED IN ARGENTINA

La información contenida en este libro no debe suplir en caso alguno a la opinión de su médico, ni utilizarse en casos de emergencia médica, ni para realizar diagnósticos, o para concretar tratamientos de enfermedad o condición médica alguna. Se debe consultar siempre y en todos los casos a un médico calificado tanto para el diagnóstico como para el tratamiento de cualquier dolencia y de la totalidad de los problemas médicos.
Este libro sólo contiene material de divulgación, y ésa es su única finalidad.

A veces me parece que no escuchas
mis preguntas, que no las entiendes
o que nada tienes que decir de ellas porque no
obtengo respuesta.
A veces me doy cuenta de que me miras fijo como
si no supieras quién soy,
y eso me hace daño.
Por momentos, por muy largos momentos, extraño a
esa persona con la que tanto conversaba y que
tanta alegría daba a mi vida.
De pronto te veo sonreír y decir una frase
con todas las palabras ubicadas en el lugar
que les corresponde,
y entonces me ilusiono al pensar que todo volverá a
ser como antes.
Ahora, en este momento en que te miro, tampoco yo
te reconozco
y eso también me hace daño.
Sé que en algún lugar algo se va perdiendo
irremediablemente.
Pero también sé que todavía estás aquí, a mi lado,
y que aún tenemos tiempo
para darnos un abrazo.

"AUGUSTA D."

-¿Cuál es su nombre?
-Augusta.

-¿Cuál es su apellido?
-Augusta.

-¿Cuál es el nombre de su esposo?
-Augusta, creo yo.

-¿Hace cuánto tiempo ingresó en este lugar?
-Tres semanas.

-¿Qué es esto?
-Monedero, llave y cigarro. (La identificación fue correcta.)

-¿Qué comió hoy?
-Espinaca. (Respuesta incorrecta: había comido coliflor.)

Se le presentaron a la paciente diferentes objetos pero no recordaba sus nombres.

En entrevistas posteriores:

Se le da un cuaderno a la paciente y se le pide que escriba su nombre. Escribió "Sra." y olvidó cómo se llamaba. Después de varios intentos logró escribir "Augusta D." y "Frankfurt".

Se le pide a la paciente que lea unas líneas. Leía correctamente las palabras pero se pasaba de una línea a la siguiente, y repetía lo leído tres veces. Parecía no entender lo que estaba leyendo. Su lenguaje espontáneo era muy pobre y recurrente: repetía una palabra infinidad de veces durante un determinado lapso.

En la última entrevista se le hicieron las siguientes preguntas:

-¿En qué año estamos?
-1800.

-¿Está enferma?
-Segundo mes.

-¿En qué mes estamos?
-Undécimo.

-¿Cuántos dedos tiene?
-Cinco.

-¿Cuántos ojos tiene?
-Dos.

-¿En qué calle vive?
-No le puedo decir; tengo que esperar un poco.

El examen físico general que se le practicó demostró que Augusta D. gozaba de buena salud.

Lo que antecede es un fragmento del denominado "Expediente de Augusta D.", el que constituye el registro médico más antiguo que se conoce de la enfermedad de Alzheimer.

Este expediente, realizado por el mismo Dr. Alois Alzheimer, estuvo perdido por más de noventa años; pero, no hace mucho tiempo, fue encontrado por el médico psiquiatra Konrad Maurer –de la Universidad Johann Wolfgang Goethe de Frankfurt, Alemania– en un archivo de la misma Universidad. Gracias a la publicación de la revista médica "Lancet", de Inglaterra, podemos conocer su contenido.

Este expediente, que data del año 1901, constituye un documento único e invalorable que pone de manifiesto los primeros pasos en la descripción de esta enfermedad.

¿Quién fue el Dr. Alois Alzheimer?

Alois Alzheimer fue un exitoso y entusiasta patólogo y psiquiatra que nació en Marktbreit, Alemania, el 14 de julio de 1864 y falleció el 19 de diciembre de 1915, a los cincuenta y un años de edad. Estudió medicina en las Universidades de Berlín, Tübingen y Würzberg, completando su tesis doctoral en esta última.

Se inició profesionalmente como residente en el Hospital para Enfermos Mentales y Epilépticos de Frankfurt, donde llegó a ocupar el cargo de médico en jefe.

Realizó diferentes investigaciones relacionadas con las demencias y las psicosis. Prontamente, las demencias y las alteraciones del Sistema Nervioso Central acapararon su mayor interés, el que fue compartido por uno de sus colegas, Franz Nissl, quien lo introdujo en el conocimiento profundo de los procedimientos histológicos.

El 4 de noviembre de 1906, el Dr. Alzheimer expuso, en la 37 Conferencia de Psiquiatras del Sudoeste Alemán, en Tübingen, la descripción del cuadro clínico de una paciente de cincuenta y un años, atendida por él desde el 25 de noviembre de 1901: Augusta D.

> *En el año 1910, y a instancias*
> *del eminente psiquiatra Emil Kraepelin*
> *–quien definió un importantísimo*
> *sistema de clasificación de las*
> *enfermedades mentales–,*
> *dicha demencia fue inscripta con el*
> *nombre de <u>Enfermedad de Alzheimer</u>.*

Más tarde, el Dr. Alzheimer se trasladó a la Clínica Psiquiátrica Real de Munich, cuyo director general era el Dr. Kraepelin, y en ella continuó estudiando a la paciente Augusta D. hasta el momento de la muerte de la mujer, ocurrida el 8 de abril de 1906. Alzheimer realizó la autopsia y descubrió que la corteza cerebral se encontraba atrofiada y que el interior de las neuronas presentaba diversas alteraciones.

En el año 1907, Alzheimer publicó el resultado de sus investigaciones acerca de esta nueva patología bajo el nombre de "Sobre una enfermedad específica de la corteza cerebral".

CAPÍTULO 1:
EL ALZHEIMER
Y LAS DEMENCIAS

- Acerca de las demencias
- La demencia de tipo Alzheimer

Acerca de las demencias

La enfermedad de Alzheimer es la forma más común de demencia. Pero para poder comprender en su totalidad qué significa esta definición, debemos entender qué es una demencia.

¿Qué es una demencia?

La demencia es una debilitación *global*, *crónica*, *progresiva*, *definitiva e irreparable* de las funciones psíquicas.

Decimos que es:
· *Global*, porque abarca la totalidad de las funciones psíquicas.
· *Crónica y progresiva*, porque esta enfermedad lleva, inevitablemente, al derrumbamiento de la personalidad.
· *Definitiva e irreparable*, porque las neuronas que se mueren no se recuperan.

¿Existe una sola clase de demencia?

No. Existen muchas clases de demencia, siendo las más comunes las <u>vasculares</u> y las <u>degenerativas</u>.

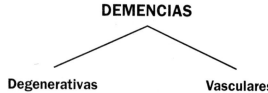

DEMENCIAS

Degenerativas

Las <u>demencias degenerativas</u> se producen cuando las células cerebrales, llamadas neuronas, se degeneran o arruinan. Esta degeneración de las neuronas genera la destrucción de las mismas y, como hemos dicho anteriormente, las neuronas que se mueren no pueden ser recuperadas.

Vasculares

Las <u>demencias vasculares</u> se producen por la inadecuada circulación sanguínea en el cerebro: la sangre no llega al cerebro con el caudal necesario para nutrirlo por lo que, aquellas zonas que no reciben suficiente riego sanguíneo comienzan a deteriorarse perdiendo la capacidad de cumplir con sus funciones.

> *La enfermedad de Alzheimer se inscribe dentro de las llamadas <u>demencias degenerativas</u>.*

Otra forma de clasificación es la siguiente:

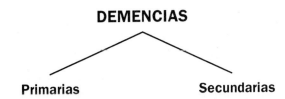

DEMENCIAS

Primarias

Las demencias primarias son las que se identifican claramente como demencias a partir de la descripción de los primeros síntomas.

Secundarias

Las demencias secundarias son las que se originan sobre la base de otra enfermedad, por ejemplo una psicosis, que con posterioridad evoluciona hacia una demencia.

La enfermedad de Alzheimer se inscribe dentro de las llamadas demencias primarias. Es decir, se presenta, desde su comienzo, con las características de una demencia; no estando originada sobre la base de otra enfermedad.

¿Se nace con demencia?

No. La demencia es una enfermedad que se adquiere a través del tiempo. En este sentido hay que diferenciar a las demencias de las enfermedades deficitarias o de deficiencia psíquica, que sí son innatas.

Esto quiere decir que la persona que padece demencia era una persona normal antes de enfermar, gozaba de un nivel adecuado en relación con sus funciones psíquicas, lograba manejarse con autonomía en diferentes aspectos y podía proyectar su futuro de acuerdo con sus propios deseos y necesidades.

¿Cuáles son las funciones psíquicas que se ven comprometidas?

Todas las funciones llamadas "superiores" se ven involucradas en el proceso degenerativo: las facultades intelectuales, la memoria, la atención, la percepción, la concentración, el lenguaje, la comprensión, la capacidad de orientación en el tiempo y en el espacio, y hasta la capacidad de conducirse socialmente de la manera adecuada.

La demencia de tipo Alzheimer

Hemos visto algunos de los rasgos fundamentales que identifican a las demencias, en forma general. Ahora vamos a situarnos en el caso que nos ocupa en forma específica: la enfermedad de Alzheimer.

Este mal, ¿tiene cura?

No, y es muy importante tenerlo en cuenta. Debemos afrontar la verdad: ninguna demencia tiene posibilidad de cura y, por lo tanto, tampoco la enfermedad de Alzheimer.

Es necesario comprender que una vez que se ha declarado una demencia, es de esperar un lento y progresivo empobrecimiento de las facultades mentales.

Sin embargo, que no tenga cura no significa que nada puede hacerse por el enfermo.

> *A partir del diagnóstico de la enfermedad de Alzheimer, sabremos que aquella persona que la padece comenzará a manifestar un lento y progresivo empobrecimiento psíquico, que se irá acentuando a través de los años.*
> *En este sentido, no podemos ayudarla.*
> *Pero sí podemos hacer una cosa: procurar*

que viva los últimos años de su vida de la manera más digna posible, y que la enfermedad evolucione tan lentamente como los avances médicos y tratamientos permitan, para que sus funciones psíquicas se conserven con el mayor nivel de calidad posible.

El enfermo de Alzheimer, ¿se da cuenta de lo que le ocurre?

Sí. La persona que padece el mal de Alzheimer se da cuenta de que "algo" le ocurre, de que ya no puede realizar las cosas de la manera habitual en que las hacía, de que comienza a tener dificultades para encontrar las palabras justas o para recordar dónde dejó el libro que estaba leyendo o el par de anteojos que recién tenía en la mano.

El enfermo de Alzheimer se da cuenta de todas estas cosas porque, si bien sus neuronas comienzan a sufrir una serie de alteraciones, su conciencia sigue intacta.

Como esta enfermedad tiene una evolución lenta y progresiva, en sus primeras fases o períodos la conciencia no presenta alteraciones. Como el paciente se da cuenta de que algo extraño le ocurre y no conoce por qué, comienza a sentirse mal, molesto, presionado, debido a que no puede responder de la manera habitual a ciertas exigencias y, fundamentalmente, comienza a sufrir. Los familiares y amigos deben vincularse con su ser querido de la manera más amorosa posible y con la mayor paciencia de la que sean capaces.

A medida que la enfermedad avance, gran número de neuronas se irán degenerando y llegará un momento en que el paciente sí sufrirá alteraciones de conciencia.

Esta enfermedad, ¿es frecuente o infrecuente?

Lamentablemente, debemos decir que la enfermedad de Alzheimer se presenta con mucha mayor frecuencia de lo que se cree. Para tener una referencia: de acuerdo con las estadísticas, se considera que a nivel mundial más de 20 millones de personas sufren esta enfermedad.

¿Por qué tantas personas mayores padecen esta enfermedad?

Porque la enfermedad de Alzheimer es una enfermedad que se encuentra relacionada con la edad. De esta manera, cuanto más avanzada edad tenga una persona mayores probabilidades tendrá de sufrir este mal.

Para tener una idea más concreta de la relación entre la edad y la enfermedad, observen el siguiente cuadro:

EDAD	PORCENTAJE (%) de las personas que la padecen
De 45 a 50 años	menor a 1% (sólo en muy pocos casos se observa la enfermedad de Alzheimer en personas de tan baja edad relativa).
De 51 a 60 años	menor a 1%
De 61 a 65 años	5%
De 66 a 85 años	30%
De 86 a mayores de 90 años	40%

Antes de continuar profundizando en la enfermedad de Alzheimer, es conveniente que conozcan determinados conceptos que son necesarios para tener una idea más cabal de lo que provoca esta enfermedad. Para ello veremos, en el capítulo siguiente, nociones básicas sobre el sistema nervioso.

Síntesis de lo visto en este capítulo

- *La enfermedad de Alzheimer es la forma más común de demencia.*
- *Se define a la demencia como una debilitación global, crónica, progresiva, definitiva e irreparable de las funciones psíquicas.*
- *El mal de Alzheimer se inscribe dentro de las llamadas demencias degenerativas y primarias.*
- *No se nace con demencia, como ocurre con las enfermedades deficitarias, sino que se adquiere en algún momento de la vida.*
- *Todas las funciones psíquicas llamadas "superiores" se ven involucradas en el proceso de empobrecimiento.*
- *La enfermedad no tiene cura, pero podemos contribuir a que el paciente tenga una vida más digna y a hacer lo más lento posible el deterioro de su personalidad.*
- *El paciente mantiene intacta la conciencia, principalmente en las primeras fases de la enfermedad. Es por ello que sufre al darse cuenta de los cambios que experimenta su estado mental.*
- *El mal de Alzheimer es una enfermedad frecuente, sobre todo en personas mayores a los 65 años.*

CAPÍTULO 2:
EL CEREBRO
Y LAS NEURONAS

- **El sistema nervioso**
- **Un tema aparte: las neuronas**

El sistema nervioso

Hemos dicho que el mal de Alzheimer se inscribe dentro de las llamadas demencias degenerativas debido a que las neuronas, es decir, las células cerebrales, se degeneran y destruyen.

Ahora bien, ¿qué es una neurona?, ¿cómo funciona el cerebro?, ¿por qué se pierden las funciones psíquicas cuando las neuronas se destruyen?... Estos son interrogantes que intentaremos aclarar a continuación, para que conozcan con mayor profundidad qué es lo que ocurre al declararse la enfermedad y al desarrollarse y, de esta manera, puedan comprender por qué ese ser querido ya no puede responder a las exigencias de la vida cotidiana de la manera en que lo hacía habitualmente.

En principio, tengamos una visión de la constitución y el funcionamiento del sistema nervioso.

El sistema nervioso del cuerpo humano es el encargado de enviar, recibir y procesar los impulsos nerviosos; tiene por función regular la totalidad de las actividades que conforman la vida del hombre: desde el mínimo y fundamental acto de respirar hasta mover en forma voluntaria los músculos, o dar respuesta a operaciones complejas.

> *El Sistema Nervioso vincula al ser humano con su medio ambiente, y lo hace de esta manera: recibe un estímulo, lo procesa y ofrece una respuesta adecuada al mismo.*

Para que el proceso se complete con éxito, tres sistemas operan en forma conjunta. Éstos son:

1) el Sistema Nervioso Central
2) el Sistema Nervioso Periférico
3) el Sistema Nervioso Autónomo

> *El Sistema Nervioso Central es el que más nos interesa conocer para comprender la enfermedad de Alzheimer.*

El Sistema Nervioso Central

El Sistema Nervioso Central es el encargado de regular la totalidad de la estructura del Sistema Nervioso; es decir, de él dependen tanto el Sistema Nervioso Periférico como el Autónomo.

En cuanto a sus funciones, podemos decir que se encarga de emitir impulsos nerviosos y decodificar los estímulos sensoriales, por lo que se ocupa, fundamentalmente, de las sensaciones y de los movimientos voluntarios.

Morfológicamente, se encuentra compuesto por el encéfalo y la médula espinal. A su vez, el encéfalo comprende tres estructuras básicas: el cerebro, el cerebelo y el tronco encefálico. El tronco encefálico se encuentra constituido por tres zonas bien diferenciadas: los pedúnculos cerebrales, la protuberancia y el bulbo raquídeo.

Para una mayor comprensión, observen el siguiente esquema y el gráfico que lo acompaña:

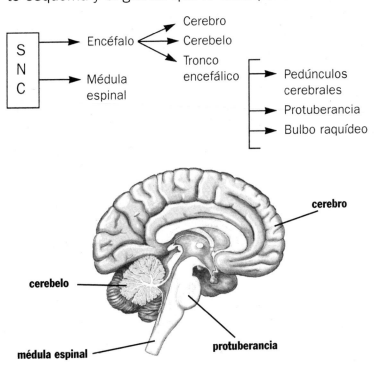

31

Las características básicas de cada una de las partes que integran el Sistema Nervioso Central son las siguientes:

• **El encéfalo**

Es el principal componente del sistema nervioso y está situado en la cavidad craneal. Se encuentra conectado al extremo superior de la médula espinal y se divide en tres estructuras u órganos:

a) Cerebro

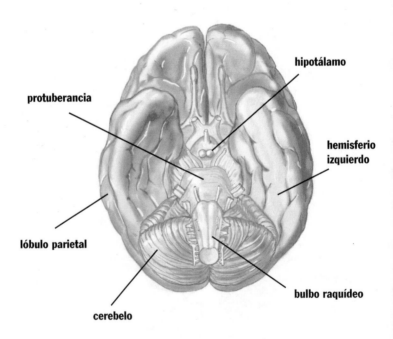

Es el órgano de mayor volumen del Sistema Nervioso Central. Se ubica en la región más anterior y superior de la caja craneana. En su parte superior, está formado por una gran masa o sustancia de fibras nerviosas blancas y grises.

El cerebro se encuentra dividido en dos partes o hemisferios (izquierdo y derecho) por medio de la llamada cisura o hendidura interhemisférica. Ambos hemisferios se mantienen unidos en la parte inferior por un cuerpo que actúa de puente, denominado cuerpo calloso. Además, el cerebro se divide en cuatro secciones o lóbulos, que son: el lóbulo frontal, el occipital, el parietal y el temporal.

Las principales funciones del cerebro son:

• Analizar y dar sentido a los mensajes que provienen de las neuronas (sensitivas).

• Dar respuesta a esos mensajes a través de la actividad motora.

• Ser el centro y control de las actividades concientes.

• Controlar el funcionamiento de ciertas actividades físicas inconscientes (como el aumento del volumen circulatorio o respiratorio cuando es necesario regular el equilibrio interno).

• Ser el depositario de las diferentes áreas que constituyen los centros sensoriales, motores, conductuales, de la inteligencia, de la memoria, del pensamiento, del lenguaje, etc.

Hemos hecho referencia a la masa de fibras nerviosas blancas y grises, conocidas comúnmente como "sustancia blanca" y "sustancia gris". A continuación, profundizaremos en este punto.

• La sustancia blanca ocupa la parte central del cerebro y está formada por múltiples fibras que conectan los dos hemisferios, unen las diferentes partes de un mismo hemisferio, o bien conectan al cerebro con las demás estructuras del Sistema Nervioso Central. Su función principal es la de conducción de los impulsos.

• La sustancia gris se encuentra ubicada en la periferia del cerebro y constituye la llamada "corteza cerebral". También se encuentran algunos núcleos grises en el cuerpo central. Es en esta sustancia en donde se encuentran dispuestos los centros nerviosos.

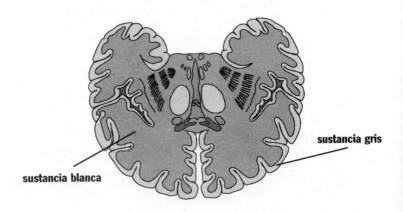

sustancia gris

sustancia blanca

Un tema de suma importancia:
la corteza cerebral

La corteza cerebral, constituida por la sustancia gris, es la parte más compleja del cerebro y la encargada de cumplir con las funciones intelectuales superiores, recibiendo los estímulos, organizándolos, codificándolos y tomando las decisiones fundamentales para darles una respuesta adecuada.

Se encuentra formada por más de un centenar de áreas que intervienen en un complejo número de funciones, como son: el centro de la escritura, el centro del olfato, el centro de la visión, el centro de la audición, el centro motor de la palabra, el centro del gusto, el centro de la inteligencia, el centro de la memoria, el centro de la conducta, y el centro de la afectividad, entre los más destacados.

Cuando las neuronas que constituyen las diferentes áreas se degeneran, empobrecen o mueren, el centro o los centros afectados ya no pueden cumplir con su función: no pueden recibir los estímulos, no pueden procesar la información, no pueden dar una respuesta o, en fases severas, no pueden hacer absolutamente nada.

Esto es lo que ocurre en la enfermedad de Alzheimer: a medida que las neuronas se van degenerando, las áreas involucradas van perdiendo su capacidad de funciona-

miento. Es por eso que, en forma lenta y paulatina, el paciente deja de comprender lo que se le dice, no puede asociar ideas o conceptos, cae en frecuentes y cada vez más profundos olvidos, se desorienta, mantiene conductas impropias o extrañas, no encuentra las palabras precisas para expresar lo que siente o lo que quiere, desconoce a familiares y amigos, experimenta confusión, evidencia alteraciones del razonamiento y del juicio, etc.

b) El cerebelo

Se encuentra situado en la región posterior e inferior del encéfalo. Está formado por sustancia blanca y sustancia gris. La primera ocupa la parte central, mientras que la sustancia gris se dispone en forma periférica formando la llamada corteza cerebelosa.

El cerebelo cumple tres funciones principales:

- Mantener el equilibrio del cuerpo;
- coordinar los movimientos de los músculos agonistas y antagonistas;
- regular el tono muscular.

> Se denomina músculo <u>agonista</u> a aquel que realiza el movimiento, mientras que el <u>antagonista</u> es el músculo opuesto que se mantiene relajado para posibilitar que el otro se mueva. Se llama tono muscular o tonicidad muscular al estado de semicontracción, entendiendo por esto a un estado intermedio entre la contracción propiamente dicha y la relajación muscular. Por ejemplo, el estado que presentan los músculos de las piernas cuando una persona se encuentra de pie, lo que le permite mantenerse erguida, sin trastabillar, tambalearse o caerse.

c) El tronco cerebral

Como hemos indicado, el tronco cerebral se encuentra constituido por tres zonas: los pedúnculos cerebrales, la protuberancia y el bulbo raquídeo. Veamos las funciones principales de cada uno de ellos.

• Los <u>pedúnculos cerebrales</u> cumplen la función de conducir los impulsos nerviosos, siendo los órganos intermediarios entre el cerebro y la protuberancia. En ellos se encuentran situados los centros que se relacionan con la motilidad corporal y con la coordinación de los movimientos masticatorios.

• La protuberancia tiene la función de conducir los impulsos nerviosos sensitivos o sensoriales hacia el cerebro y el cerebelo, y los impulsos motores hacia los órganos que se encargarán de dar respuesta al estímulo recibido. Es en la protuberancia en donde se ubican los centros nerviosos que se encuentran vinculados con lo motriz y lo emocional.

• El bulbo raquídeo tiene, también, la función de conducir los impulsos nerviosos. En este órgano se ubican los centros vitales más importantes del ser humano: el respiratorio, el cardíaco, el de la secreción salival y sudoral, el de la deglución, el del vómito, etc. Si se lesiona el bulbo raquídeo, la consecuencia inmediata es la muerte por cesación de los movimientos cardíacos y respiratorios.

• **La médula espinal**

Se encuentra ubicada en el conducto raquídeo y se extiende desde la región cervical hasta la segunda vértebra lumbar, terminando en un filamento nervioso que llega hasta el cóccix.

Entre sus funciones principales se encuentran:

• ser conductora de los impulsos nerviosos, ya sean sensitivos o motores;

• ser el centro de los reflejos, siendo éstos respuestas involuntarias e inconscientes de corta duración que se producen por la acción de los estímulos (por ejemplo, cuando tocamos un material caliente e instantáneamente, como respuesta ante el dolor, retiramos la mano).

El Sistema Nervioso Periférico

Desde el Sistema Nervioso Central se desprenden una serie de nervios que son los que constituyen la estructura del Sistema Nervioso Periférico. Éste es el encargado de conducir o transportar los impulsos nerviosos a y desde las diferentes estructuras del cuerpo. El Sistema Nervioso Periférico se encuentra formado por doce pares de nervios craneales –que se desprenden del encéfalo–, y treinta y un pares de nervios espinales o raquídeos –que parten de la médula espinal.

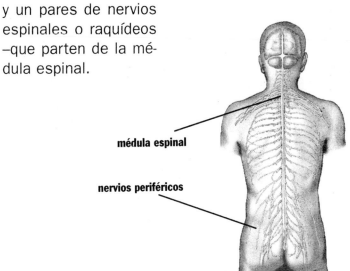

médula espinal

nervios periféricos

El Sistema Nervioso Autónomo

Existe una serie de nervios que vinculan al Sistema Nervioso Central con las vísceras u órganos internos y que constituye el Sistema Nervioso Autónomo.

Éste interviene en las acciones involuntarias del organismo, controlando las actividades fisiológicas que no se comandan por la acción voluntaria, como por ejemplo, la regulación de la temperatura corporal o la digestión.

El Sistema Nervioso Autónomo se divide, a su vez, en Sistema Nervioso Simpático y Sistema Nervioso Parasimpático, los que controlan y regulan el adecuado funcionamiento de los órganos internos.

Un tema aparte: las neuronas

El tejido celular está conformado por un conjunto de células que poseen características semejantes, y que se agrupan para cumplir una determinada y misma función. Dentro de los diferentes tejidos que componen el organismo humano se encuentra el tejido nervioso. Las células que componen el tejido nervioso se denominan neuronas.

> Se llama "neurona", entonces, a cada una de las células que forman el tejido nervioso.

¿Cómo se compone una neurona?

La neurona se encuentra compuesta por:

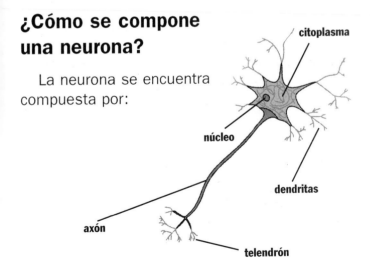

citoplasma

núcleo

dendritas

axón

telendrón

41

· **El cuerpo:** llamado cuerpo celular o soma, que se encuentra constituido por un núcleo, el citoplasma, la membrana plasmática, los corpúsculos de Nissl (que le otorgan un color grisáceo) y neurofibrillas.

· **Las dendritas:** son prolongaciones nerviosas que conducen o transportan el impulso nervioso hacia el cuerpo celular. Una neurona puede contener una o varias dendritas, y éstas pueden variar en su forma y tamaño.

· **El axón:** es una prolongación nerviosa, única y alargada, que posee unas ramificaciones en su base inferior llamadas telendrón. El axón transmite o conduce el impulso nervioso desde el cuerpo celular hacia el exterior (hacia otra neurona).

> *Cuando hablamos de "impulso nervioso" nos estamos refiriendo ni más ni menos que al traspaso de "información". El cerebro recibe un estímulo y debe dar una respuesta: en todo este proceso intervienen las neuronas conduciendo esta información para que el cerebro la procese en las áreas correspondientes, y transportando, con posterioridad, la respuesta hacia las estructuras u órganos que se encargarán de llevarla a la acción.*

> *Para que la transmisión sea posible, las neuronas utilizan elementos neuroquímicos, llamados neurotransmisores, como por ejemplo la acetilcolina o la noradrenalina.*

El axón constituye la llamada "fibra nerviosa". Ésta puede estar o no envuelta por dos sustancias denominadas mielina y vaina de Schwann.

· La mielina es una sustancia grasa que posee un color blanco nacarado, y facilita la velocidad en la transmisión.

· La vaina de Schwann es una capa protectora que rodea el exterior del axón.

FIBRAS NERVIOSAS O AXONES	CONSTITUYEN
· Las fibras nerviosas que carecen de mielina y de vaina de Schwann	la sustancia gris del Sistema Nervioso Central.
· Las fibras nerviosas que poseen mielina pero carecen de vaina de Schwann	forman la sustancia blanca.
· Las fibras nerviosas que poseen mielina y vaina de Schwann	forman los nervios raquídeos y craneales.
· Las fibras nerviosas que carecen de mielina pero poseen vaina de Schwann	el Sistema Nervioso del Simpático.

¿Cómo se transmite la información entre las neuronas?

Entre las neuronas se establece una cadena de transmisión de información que se produce siempre en el mismo sentido. Para una mayor comprensión, observen el esquema y el gráfico que lo acompaña:

1 Una neurona recibe un impulso nervioso a través de sus dendritas.

Las dendritas conducen el impulso recibido hacia el cuerpo celular. **2**

3 El cuerpo celular lo transmite al axón.

El axón conduce el impulso nervioso hacia el telendrón. **4**

5 El telendrón transmite esa información a las dendritas de una nueva neurona produciéndose la llamada "sinapsis", y así continúa el proceso de comunicación entre neuronas.

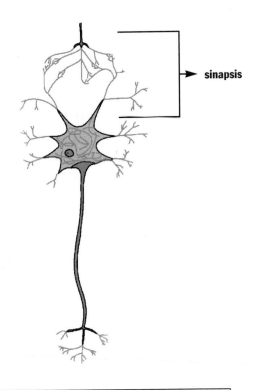

sinapsis

Se denomina "sinapsis" a la zona o lugar
de contacto entre un telendrón y las
dendritas de una nueva neurona.

El cerebro se encuentra constituido por millones y
millones de neuronas que, como hemos visto, cumplen una función imprescindible en la recepción y
transmisión de los impulsos nerviosos que respon-
den a estímulos provenientes tanto del exterior como

del interior. A diferencia de las demás células –que poseen la capacidad de reproducirse–, las neuronas, una vez destruidas, son irrecuperables. Cada neurona que se degenera o muere provoca un vacío en la cadena de transmisión. Cuando son muchas las neuronas que se pierden, el vacío se torna evidente porque la persona ya no puede recibir, procesar y transmitir la información de la manera adecuada.

> *Esto es lo que ocurre en la enfermedad de Alzheimer: a medida que una mayor cantidad de neuronas se degeneran, mayor es el empobrecimiento que en sus capacidades evidencia el paciente. Por esta razón es que los familiares y amigos deben ser tolerantes con la persona que padece esta enfermedad: no es que no quiera, sino que no puede responder de la misma forma en que lo hacía antes de enfermar, porque sus neuronas van, lenta y progresivamente, perdiendo la capacidad de cumplir sus funciones de la manera adecuada.*

Síntesis de lo visto en este capítulo

· *El sistema nervioso del cuerpo humano es el encargado de enviar, recibir y procesar los impulsos nerviosos.*

· *Para que el proceso se complete con éxito, tres sistemas operan en forma conjunta: el Sistema Nervioso Central, el Sistema Nervioso Periférico y el Sistema Nervioso Autónomo.*

· *El conocimiento del Sistema Nervioso Central, en los que están involucrados el cerebro y las neuronas, es el más importante para poder comprender la enfermedad de Alzheimer.*

· *La corteza cerebral está formada por más de un centenar de áreas que intervienen en un complejo número de funciones. Cuando las neuronas que constituyen las diferentes áreas se degeneran, empobrecen o mueren, el centro o los centros afectados ya no pueden cumplir con su función. Ésta es la situación que ocurre en la enfermedad de Alzheimer.*

· *Se llama "neurona" a cada una de las células que forman el tejido nervioso. Cada neurona está compuesta por el cuerpo o soma, las dendritas y el axón, que termina en el telendrón.*

· *La función de las neuronas es la de transmitir impulsos nerviosos o información. La* transmisión se realiza siempre en el mismo sentido.

• Cuando las neuronas se degeneran o mueren, quedan "vacíos" que impiden que la información llegue a recepcionarse o pueda transmitirse. Cuando son muchas las neuronas que se pierden, el vacío se torna evidente porque la persona ya no puede recibir, procesar y transmitir la información de la manera adecuada.

CAPÍTULO 3:
CAUSAS Y EVOLUCIÓN
DE LA ENFERMEDAD
DE ALZHEIMER

- Factores de riesgo
- Las formas de inicio
- Fases de la evolución
  de la enfermedad
- Las etapas en la adquisición
  de conocimientos

Factores de riesgo

La primera pregunta que deberemos responder es:

**¿Se conocen las causas que provocan
la enfermedad de Alzheimer?**

La respuesta, lamentablemente, es **no**.

En la actualidad, existen investigaciones en proceso, tendientes a determinar cuáles son las causas concretas de esta enfermedad, pero hasta el día de hoy, si bien se ha avanzado enormemente y es mucho lo que se ha llegado a conocer sobre la dolencia, no se ha podido cumplir con este objetivo.

Sin embargo, sí se ha llegado a delimitar cuáles son los factores de riesgo que predisponen para la adquisición del Alzheimer.

> Se denomina "factores de riesgo" a aquellas
> situaciones catalogadas en forma específica
> que señalan una mayor predisposición
> para desarrollar una enfermedad determinada
> (en nuestro caso, el mal de Alzheimer).

Existen dos tipos de factores de riesgo:

· uno es el que confirma la predisposición a la enfermedad;
· el otro, sólo indica la posibilidad de su padecimiento.

Con respecto a los factores de riesgo debemos tener en cuenta lo siguiente: que una persona posea un factor de riesgo predisponente, aun cuando sea confirmado, no significa en absoluto que va a adquirir el mal de Alzheimer. Para que la enfermedad pueda ser diagnosticada, es necesario que confluyan una serie de factores y síntomas que se vinculen entre sí. Tomemos el siguiente ejemplo: uno de los factores de riesgo confirmado es la edad avanzada. Sin embargo, existen millones de personas de edad avanzada que no padecen este mal. Por lo tanto, un único factor sólo indica la "predisposición" a la enfermedad, pero nunca la ratificación de su padecimiento.

Veamos, entonces, los dos tipos de factores de riesgo mencionados.

Factores de riesgo confirmados como predisponentes

• La edad avanzada.

Ya hemos hecho referencia a que el mal de Alzheimer es una enfermedad relacionada con la edad. A mayor edad, mayores son las probabilidades de adquirirlo. Baste recordar que a partir de los sesenta y cinco años, el porcentaje de personas que enferman de Alzheimer es mucho mayor que el porcentaje de las que lo padecen en edades menores a la indicada.

• Personas con Síndrome de Down.

El Síndrome de Down es un trastorno genético de gravedad que produce deficiencia mental y distorsiones corporales. Antiguamente, a esta enfermedad se la llamaba "mongolismo" porque los rasgos del rostro de los que lo padecen son semejantes a los de los grupos mongoles.

El Síndrome de Down se produce por la denominada trisomía del par 21. Esto significa lo siguiente: en condiciones normales, en el momento de la concepción del bebé, la madre aporta 23 cromosomas genéticos y el padre aporta otros 23. De esta manera, el bebé recibe 23 pares de cromosomas o, dicho de otra manera, 46 cromosomas simples. Para que resulte más claro, el bebé tiene un par de cromosomas 1, un par de cromosomas 2, un par de cromosomas 3, y así sucesivamente hasta llegar al par de cromosomas 23.

En el Síndrome de Down, por alguna razón aún no conocida, el bebé recibe un cromosoma de más que se ubica con el par 21. De esta manera, el cromosoma 21 se compone de tres cromosomas en lugar de los dos que, en condiciones normales, conforman el par.

• Antecedentes de familiares que padezcan o hayan padecido la enfermedad de Alzheimer.

Si bien es un factor de riesgo confirmado, eso no significa que si un familiar padece o ha padecido esta enfermedad necesariamente vamos a adquirirla también.

Por otro lado, el mal de Alzheimer es de difícil diagnóstico en la actualidad, y mucho más lo ha sido en épocas anteriores; por lo que es posible que no se haya realizado una eficiente diferenciación de enfermedades análogas.

Factores de riesgo posibles como predisponentes

• **Antecedentes de famillares con Síndrome de Down.**

Algunas investigaciones han dado cuenta de que estos antecedentes influyen en la predisposición de una persona para adquirir la enfermedad de Alzheimer. Sin embargo, otros estudios no arriban a la misma conclusión.

• **Accidentes cerebrovasculares, hipertensión arterial, infarto de miocardio, alteraciones de la glándula tiroides.**

Si bien todos estos factores atentan contra la calidad de vida del paciente, no se ha podido concluir de manera fehaciente que éstos se encuentren vinculados de manera directa con la enfermedad de Alzheimer.

• **Consumo de alcohol y tabaco.**

Anteriormente se consideraba que el tabaco ayudaba a prevenir el Alzheimer. Pero en la actualidad, los investigadores son más proclives a creer –sin poder confirmarlo fehacientemente– que tanto el tabaco como el alcohol predisponen, aunque de una manera muy indirecta, a la enfermedad.

- **Exposición a elementos tóxicos.**

Se continúan realizando investigaciones a este respecto, pero aún no se ha encontrado una relación directa entre la exposición a elementos tóxicos, como pueden ser diferentes metales, como el aluminio o el plomo, y la enfermedad.

- **El estrés agudo.**

El estrés agudo afecta la calidad de vida y la adecuada conservación de las capacidades psíquicas de una persona. Si bien algunas investigaciones dan cuenta de una relación entre el estrés y el mal de Alzheimer, otras la niegan.

- **Deficiente cobertura de las necesidades básicas así como del aspecto educativo.**

Las deficiencias intelectuales y nutricionales aparecen vinculadas a la enfermedad de Alzheimer, aunque no de manera decisiva. Lógicamente, cuanto mayor actividad intelectual posea una persona y mejor satisfechas estén sus necesidades nutricionales, mayores posibilidades tendrá de mantener sus funciones intelectuales y orgánicas en un adecuado nivel de calidad.

Sabemos que las deficiencias en la nutrición, sobre todo en la época de la infancia, generan a su vez graves deficiencias a nivel intelectual.

> *De lo dicho se desprende que la mayoría de los factores de riesgo posibles aún están en plena etapa de investigación. Sin embargo, ante la presencia de dos o más factores de riesgo, confirmados o posibles, no está de más consultar al médico de cabecera.*

Para una mejor identificación de los factores de riesgo, observen el siguiente cuadro:

FACTORES DE RIESGO CONFIRMADOS	FACTORES DE RIESGO POSIBLES
· Edad avanzada. · Síndrome de Down. · Antecedentes familiares de mal de Alzheimer.	· Antecedentes familiares de Síndrome de Down. · Accidentes cerebrovasculares, hipertensión arterial, infarto de miocardio, alteraciones de la glándula tiroides. · Consumo de alcohol y tabaco. · Exposición a elementos tóxicos. · Estrés agudo. · Deficiente cobertura de las necesidades nutricionales básicas y escasa actividad intelectual.

Las formas de inicio

Existen dos formas de inicio de esta enfermedad:

1) forma de inicio precoz;
2) forma de inicio tardía.

Esta división se realiza teniendo en cuenta la edad del paciente en el momento de la aparición de la enfermedad.

FORMA DE INICIO	EDAD DEL PACIENTE
Precoz	Antes de los 65 años
Tardía	Después de los 65 años

Forma de inicio precoz

La forma de inicio precoz suele ser más rara. Recordemos que, antes de los 65 años, el porcentaje de aparición de esta enfermedad varía entre el 1 y el 5%.

Cuando el inicio es precoz, los signos y síntomas que presenta el paciente suelen ser más evidentes. Cuando decimos signos y síntomas nos referimos a todas aquellas alteraciones de las funciones psíquicas (como lo son los olvidos frecuentes, equivocaciones, confusión de palabras, etc.). En este caso, es mucho más fácil diagnosticar con certeza la enfermedad, ya que los signos y síntomas no se confunden con aquellos que se presentan naturalmente junto con la vejez (como en el caso de las demencias en general).

> Cuando el inicio es precoz, es decir, antes de los 65 años de edad, el proceso de la enfermedad suele ser mucho más corto; y el fallecimiento del paciente se produce entre los 2 y los 5 años desde la fecha de la aparición del mal.

Forma de inicio tardía

La forma de inicio tardía es la más habitual. De acuerdo con la edad específica del paciente, el porcentaje varía entre el 30 y el 40%. Cuando el inicio es tardío, el diagnóstico certero se vuelve más difícil de realizar ya que los signos y síntomas que presenta el paciente pueden confundirse con otras patologías.

Cuando el inicio es tardío, el proceso de la enfermedad suele ser mucho más largo, y el fallecimiento del paciente se produce entre los 10 y los 15 años después de la fecha de la aparición del mal (siempre y cuando no posea otras patologías que puedan llegar a desencadenar la muerte con mayor prontitud, como por ejemplo, enfermedades cardiovasculares, afecciones respiratorias, etc.).

Fases en la evolución de la enfermedad

Existen diferentes clasificaciones que dan cuenta de las fases o etapas en las que la enfermedad de Alzheimer evoluciona, es decir, desde el momento en que comienza hasta el momento en que se produce la muerte o período terminal del paciente.

De entre todas ellas hemos elegido la realizada por el Dr. Barry Reisberg, de la Escuela de Medicina de la Universidad de Nueva York, por ser, a nuestro entender, la más clara y completa.

Esta clasificación es conocida con el nombre de "Escala de Deterioro Global de Reisberg" o por medio de sus siglas "GDS".

La importancia del conocimiento de esta escala radica en que ayuda en mucho a los cuidadores y familiares a comprender qué pueden esperar y qué no, en cada una de las fases de la enfermedad.

Reisberg divide a la enfermedad de Alzheimer en siete fases de evolución. Antes de comenzar con la explicación de cada una de ellas, observen el siguiente esquema que les servirá de guía:

FASE	CARACTERÍSTICA DISTINTIVA
1	Fase de la normalidad
2	Fase del olvido
3	Fase confusional temprana – Estadio incipiente de la enfermedad
4	Fase confusional tardía – Estadio leve de la enfermedad
5	Fase de demencia temprana – Estadio moderado de la enfermedad
6	Fase de demencia intermedia – Estadio moderadamente severo de la enfermedad
7	Fase de demencia tardía – Estadio severo de la enfermedad

FASE 1

A esta fase se la denomina "Fase de la normalidad" porque, a pesar de que la enfermedad ya se ha desencadenado, el enfermo no muestra ningún signo ni síntoma manifiesto o evidente que haga sospechar de su aparición.

En todos los aspectos de su vida continúa manejándose de la manera en que lo hacía habitualmente.

FASE 2

A esta fase se la denomina "Fase del olvido". El enfermo comienza a mostrar signos y síntomas de que "algo" está ocurriendo, aunque la mayoría de las veces, estas alteraciones sólo son relevantes para el propio enfermo, ya que los demás no suelen darse cuenta o bien no las toman como un hecho anormal. Sin embargo, hay que tener en cuenta que el enfermo sí empieza a preocuparse por la manera en que los olvidos se repiten a diario (aunque los demás no le den importancia y aunque el enfermo no manifieste su preocupación).

Los olvidos consisten, básicamente, en la dificultad de recordar las palabras justas con que desea armar o estructurar una oración, el lugar donde ha guardado determinados objetos, así como los compromisos asumidos con fecha y hora cierta (como por ejemplo, una cita o un turno con un médico, etc.).

Como esta situación ocurre con bastante frecuencia en las personas normales, es difícil discriminar cuándo estos olvidos son o no patológicos.

FASE 3

A esta fase se la denomina "Fase confusional temprana". Se vuelve evidente la dificultad de la persona afectada para poder realizar actividades catalogadas como "complejas", como, por ejemplo, la administración de las cuentas del hogar o la planificación de actividades correspondientes al ejercicio profesional o laboral, que hasta este momento venía desarrollando sin ningún inconveniente. Quienes lo rodean comienzan a darse cuenta de que sus manifestaciones tienen un tinte de "anormalidad": el enfermo no recuerda citas o compromisos importantes, puede llegar a perderse o desorientarse y cae en frecuentes "vacíos" cuando está hablando.

Eso sí, continúa realizando de una manera normal son todas aquellas actividades que forman parte de su rutina diaria: higiene, cocina, vestimenta, manejo de aparatos eléctricos o electrodomésticos, etc.

> *Esta fase se corresponde con el diagnóstico de enfermedad de Alzheimer incipiente.*

FASE 4

A esta fase se la denomina "Fase confusional tardía". Comienzan a notarse signos y síntomas de deficiencia en el desempeño de tareas complejas o difíciles con mayor asiduidad. Las manifestaciones son evidentes, por lo que el enfermo necesita de la ayuda de los demás para poder llevar a cabo estas actividades: ya no puede planificar con eficacia la lista de sus compras y, menos aún, la realización de las mismas en las cantidades y necesidades adecuadas, y tampoco puede realizar cálculos con corrección, lo que se convierte en un problema cuando debe llevar su contabilidad o trabaja en áreas en las que debe manejar números.

Como la enfermedad (aunque aún no se haya determinado de qué enfermedad se trata) se presenta en forma evidente, es en esta etapa en la que generalmente los familiares suelen realizar una consulta con el médico de cabecera.

Esta fase se corresponde con el diagnóstico de enfermedad de Alzheimer leve.

Hemos dicho que las funciones psíquicas del enfermo de Alzheimer se van deteriorando en forma lenta y progresiva, pero que su conciencia permanece intacta (sobre todo en las primeras fases de la enfermedad). Por esta razón, en esta cuarta fase, el enfermo es conciente de la gravedad de sus síntomas. No sólo se da cuenta de que "algo" le ocurre, sino que es plenamente conciente de que "eso" que le ocurre es grave. En esta etapa el enfermo comienza a manifestar angustia y depresión. Estos signos deben

> *ser tenidos muy en cuenta porque a partir de este momento el paciente necesitará más amor, tolerancia, paciencia y comprensión que nunca.*

FASE 5

A esta fase se la denomina "Fase de demencia temprana". El enfermo ya ve comprometida su eficacia en el cumplimiento de las actividades rutinarias. En este sentido, de aquí en más, va a necesitar la ayuda de sus familiares hasta para realizar las tareas más simples. Es en esta fase donde el enfermo pierde su autonomía, su independencia, y comienza a vivir bajo la supervisión de los demás.

Una de las características principales de esta fase es que los familiares deben ayudarlo a elegir la ropa, porque el enfermo no es capaz de vestirse adecuadamente para la estación del año correspondiente. Otros signos son: conducir un vehículo en forma imprudente, sin respetar las señales de tránsito u otras señalizaciones importantes; mostrar mayor dificultad para el manejo del dinero e imposibilidad casi total de realizar planificaciones, aun de las cosas más sencillas.

> *Esta fase se corresponde con el diagnóstico de enfermedad de Alzheimer moderada.*

> *Los familiares deben estar preparados porque en esta fase de la enfermedad el nivel afectivo del enfermo decae con mayor notoriedad. Suele, además, tener alteraciones del sueño, momentos de hiperactividad, marcada tristeza y humor cambiante en forma abrupta. Esta fase suele durar entre un año y un año y medio.*

FASE 6

A esta fase se la denomina "Fase de demencia intermedia". En esta etapa comienzan a presentarse los mayores problemas en el cuidado del enfermo: ya no es capaz de vestirse solo, necesita ayuda para cuidar de su aseo y hasta para higienizarse correctamente luego de hacer sus necesidades.

Reisberg divide a esta fase en 5 subfases que, de manera secuencial, muestran las deficiencias que caracterizan a esta etapa:

Subfase 1

El enfermo pierde la capacidad para vestirse adecuadamente (puede llegar a ponerse primero el pantalón y, encima, la ropa interior).

Presenta dificultad para atarse los cordones de zapatos o zapatillas.

Confunde el pie izquierdo y el derecho en el momento de calzarse.

Subfase 2

El enfermo pierde la capacidad de bañarse en forma independiente:

no puede entrar y salir de la bañera por sí mismo;

no puede regular la temperatura del agua en forma correcta;

no puede lavarse y secarse de la manera adecuada.

Subfase 3

El enfermo pierde la mecánica del aseo:

olvida tirar la cadena del baño luego de su uso;

olvida secarse las manos luego de lavárselas;

olvida subirse los pantalones luego de utilizar el baño.

Subase 4

El enfermo pierde la capacidad de responder en forma adecuada a las urgencias urinarias, por lo que esta subfase se encuentra marcada por la incontinencia urinaria.

Subfase 5

La persona pierde progresivamente la capacidad de responder en forma adecuada a las urgencias intestinales, por lo que esta subfase se encuentra marcada por la incontinencia fecal.

> *Esta fase se corresponde con el diagnóstico de enfermedad de Alzheimer moderadamente severa.*

FASE 7

A esta fase se la denomina "Fase de demencia tardía". Es la fase terminal de la enfermedad, la que se encuentra caracterizada por la pérdida del lenguaje, de la conciencia y de la locomoción.

Reisberg divide a esta fase en 6 subfases:

Subfase 1

La persona pierde la capacidad de completar las frases y, en poco tiempo, sólo es capaz de pronunciar como máximo una media docena de palabras.

Subfase 2

El enfermo pierde el manejo de casi la totalidad de su vocabulario, el que puede llegar a reducirse a una única palabra (generalmente monosílabos como "no" y "sí"), y así hasta que sólo es capaz de emitir chillidos o gruñidos.

Subfase 3

El enfermo pierde la capacidad ambulatoria o de locomoción. Las características de esta pérdida se verán condicionadas por las particularidades de cada caso: algunas personas pueden caminar en forma lenta; otras, sólo pueden dar algunos pasos entrecortados, y están los que se torsionan al caminar.

Subfase 4

El enfermo pierde la capacidad de mantenerse sentado. Esta subfase se produce aproximadamente al año de haberse manifestado la subfase 3, es decir, la pérdida de su capacidad ambulatoria.

Subfase 5

El enfermo pierde la capacidad de sonreír. En esta subfase ya no es capaz de reconocer objetos o personas allegadas, aunque muestra ciertos movimientos oculares ante la presencia de determinados estímulos.

Subfase 6

El enfermo ya no puede mantener la cabeza erguida. Todo el tiempo que el paciente sobreviva debe ser alimentado con una pipeta o embudo confeccionado para tal fin. Es incapaz de reconocer la comida.

> *Esta fase se corresponde con el diagnóstico de enfermedad de Alzheimer severa.*

> *Ésta es la etapa terminal de la enfermedad de Alzheimer. Los cuidados que el paciente debe recibir son, casi exclusivamente, de índole médico asistencial. El papel del enfermero o cuidador experimentado es primordial porque el paciente ya no puede hacer nada por sí mismo.*
>
> *Pero los familiares, sobre todo los más cercanos, no deben quedarse al margen: aunque casi no comprenda ni reconozca, el enfermo sigue necesitando del amor que sólo los seres queridos pueden brindarle. En este sentido, abrazarlo, hablarle, tocarlo, acariciarlo, cantarle, leerle algunas frases cálidas o algunas líneas de los libros que han sido de su preferencia, lo ayudarán a transitar este período, el último de su vida, con mayor integridad.*

Las etapas en la adquisición de conocimientos

Para culminar con este capítulo, para posibilitar una mayor comprensión de las fases o etapas de evolución de la enfermedad de Alzheimer, es necesario conocer cómo se da la evolución del aprendizaje normal en la infancia, porque el mismo proceso se da en la enfermedad, pero de manera inversa.

Para aclarar este concepto, lean, con atención, el siguiente texto.

A partir del momento en que nacemos, comenzamos a aprender diferentes cosas, las que se incorporan en base a un proceso secuencial y ordenado.

• Al nacer dependemos en forma exclusiva de otra persona para que nos asista, nos vista, nos dé de comer, nos ayude a dormir, nos movilice, etc.

• A medida que pasa el tiempo somos capaces de mantener erguida la cabeza, podemos mantenernos sentados sin caernos y, al pasar un poco más de tiempo, logramos ponernos de pie, sentarnos solos, y dar los primeros pasos hasta conseguir caminar sin tambalearnos.

• A partir de los tres años somos capaces de reconocer y emitir diferentes palabras (es decir que nuestro vocabulario se incrementa con el correr de los días). Comenzamos a comer sin la asistencia de otra persona, y aprendemos a realizar las actividades higiénicas mínimas (como lavarnos las manos o higienizarnos después de hacer nuestras necesidades), las que se irán perfeccionando a través del tiempo y de la práctica.

• A partir de los cinco, comenzamos a descubrir el mundo de la escritura, del dibujo, de la música, y hasta somos capaces de ayudar en las tareas sencillas del hogar bajo la supervisión de un adulto.

• A partir de los seis nos insertamos en el ámbito escolar. Aprendemos rápidamente a incorporar una gran cantidad de conocimientos, a resolver pequeños problemas mentales, a perfeccionar nuestro dibujo y nuestra escritura, ampliamos el vocabulario, tenemos un mayor intercambio social y reafirmamos lo que significa "compartir".

• A partir de los ocho años, ya somos capaces de lavar solos los platos y prepararnos la merienda. Conseguimos una mayor independencia: vamos a jugar a la casa de otros chicos y, cada tanto, nos dan permiso para cruzar solos alguna calle, prestando mucha atención a las señales de tránsito.

• A partir de los doce años, asumimos mayor cantidad de responsabilidades y obligaciones: viajamos solos en el transporte público; aprendemos a manejarnos con el dinero; organizamos salidas con amigos y, si bien somos muy independientes, todavía necesitamos que los mayores nos guíen y nos ayuden a realizar actividades complejas.

• A partir de los quince, podemos desenvolvernos adecuadamente en el mundo de los adultos en todo lo relacionado con las actividades prácticas y teóricas. En esta etapa se ponen en evidencia los vaivenes de la afectividad, propios de la adolescencia.

• A partir de la terminación de la escolaridad 'entramos de lleno en el mundo de los adultos. Tenemos todo lo que necesitamos para seguir evolucionando en el camino del aprendizaje. Comenzamos a estudiar en la universidad y nos especializamos en determinados campos o áreas de interés, o comenzamos a trabajar y a planificar nuestra vida en función de los horarios de trabajo y de diversión.

Hasta aquí, el proceso de evolución es el llamado normal.

Pero, ¿qué ocurre cuando aparece la enfermedad de Alzheimer (así como otras enfermedades de tipo demencial)?

Lo que ocurre es que el proceso se invierte y, siguiendo la ley enunciada por Ribbot, podemos decir que:

**"El paciente olvida las cosas en el orden inverso
en el que fueron aprendidas.
Lo primero que se olvida es lo último
que se aprendió".**

Si leemos nuevamente las fases de la evolución de la enfermedad descritas por Reisberg, comprenderemos que en las primeras fases el enfermo comienza a olvidar lo último que aprendió, y que en la fase terminal, olvida los primeros conocimientos adquiridos,como son el mantener la cabeza erguida, la posibilidad de comer y hasta el reconocimiento de la propia comida, etc.

*Atender a un paciente con enfermedad
de Alzheimer es observar cómo esa persona
adulta y normal con la que nos relacionábamos
habitualmente, comienza a transitar un camino
involutivo que lo llevará, nuevamente,
a las primeras etapas de la vida.*

Síntesis de lo visto en este capítulo

• *No se conocen las causas concretas
que provocan la enfermedad de Alzheimer.*
• *Se han determinado diferentes factores de
riesgo, confirmados y posibles, que actúan como
predisponentes de la enfermedad.*
• *Dentro de los factores de riesgo confirmados
se encuentran: edad avanzada,
padecer Síndrome de Down, y poseer
antecedentes familiares de Alzheimer.*
• *Dentro de los factores de riesgo posibles
se encuentran: antecedentes familiares de
Síndrome de Down; accidentes cerebrovasculares; hipertensión arterial; infarto de miocardio;
alteraciones de la glándula tiroides; consumo de
alcohol y tabaco; exposición a elementos tóxicos;
estrés grave o agudo, y deficiente cobertura de
las necesidades nutricionales básicas así como
del desarrollo intelectual.*
• *Existen factores que tienden a prevenir
la aparición de la enfermedad.*
• *Existen dos formas de inicio de la enfermedad:
precoz y tardía.*
• *La evolución de la enfermedad se produce a
través de siete fases, de acuerdo con el criterio
empleado por el Dr. Barry Reisberg,
que van desde el comienzo de la enfermedad
hasta su fase terminal.*
• *Es en la fase 4 cuando los familiares suelen
consultar al médico de cabecera porque los*

signos y síntomas de "anormalidad" se vuelven
evidentes. El paciente es conciente de la gravedad de lo que le ocurre, y comienza a mostrar
signos de angustia y depresión.
• En la fase 5 el nivel afectivo se sensibiliza.
El enfermo comienza a manifestar cambios
de humor en forma abrupta
y alteraciones del sueño.
• En la fase 6 comienzan a presentarse los
mayores problemas en relación con el cuidado
del enfermo debido a su total incapacidad para
desenvolverse adecuadamente en las tareas más
simples y cotidianas.
• La fase 7 es terminal, y se encuentra
caracterizada por la pérdida del lenguaje,
de la conciencia y de la locomoción.
• En esta enfermedad se pone de manifiesto en
forma clara y precisa la ley de Ribbot:
"el paciente olvida primero lo último aprendió;
olvida, en el orden inverso a como las cosas
fueron aprendidas."

CAPÍTULO 4:
DIAGNÓSTICO
Y TRATAMIENTO

- **El momento del diagnóstico**
- **El tratamiento de la enfermedad**

El momento del diagnóstico

Como hemos visto en el capítulo anterior, los familiares, por lo general, consultan con el médico cuando la persona afectada se encuentra en la Fase 4 de la enfermedad, debido a que los signos y síntomas son evidentes y no dejan lugar a dudas de que "algo raro y grave" está ocurriendo.

Sin embargo, se debe tener en cuenta lo siguiente:

> *Es de fundamental importancia poder diagnosticar esta enfermedad desde sus inicios para lograr, en base a los tratamientos adecuados, mantener las funciones psíquicas del enfermo en su más alto nivel de rendimiento.*
>
> *Cuanto antes se diagnostique la enfermedad, mayores posibilidades tendrá el enfermo de afrontar la vida con mayor dignidad.*

Éste es uno de los objetivos principales de este libro: que los familiares, en base a los conocimientos adquiridos, comiencen a prestar atención a las manifestaciones de su ser querido y las observen desde la óptica de una posible enfermedad.

Las Fases 1 y 2 pasan, en general, absolutamente desapercibidas para el entorno familiar. Aun la Fase 3 puede ser adjudicada a deficiencias de la propia vejez o "propias del estrés con el que se vive en la actualidad".

Y sin embargo... ¡qué importante sería que ante los primeros signos y síntomas de olvido, los familiares pudieran acercar a su ser querido al médico de cabecera para comenzar a realizar los análisis que darán por resultado el diagnóstico positivo o negativo de la enfermedad! Frente a la duda, lo más importante es no perder tiempo.

Los primeros síntomas

Ante la aparición de los primeros signos y síntomas, la familia debe acudir al médico.

Los signos y síntomas a los que se deben prestar

atención, porque nos darán la pauta de la aparición posible enfermedad, son:

· Dificultad en el reconocimiento de los objetos;
· olvidos frecuentes o pérdida significativa de la memoria;
· olvido de los nombres de las personas o de las cosas habituales;
· olvido de los lugares de ubicación de los objetos;
· dificultad para encontrar las palabras adecuadas en una frase o trastornos del lenguaje en general;
· desorientación espacio-temporal.

> *Es importante recordar que un solo síntoma no significa el padecimiento de la enfermedad.*
> *En este sentido, no se deben sentir temores frente a un olvido ocasional.*
> *Pero ante la duda, siempre es mejor consultar consultar con un profesional.*

Una vez que los familiares han entrado en contacto con el médico, éste realizará una serie de análisis que le darán una primera aproximación a la situación que se plantea. Si el médico entiende que es necesaria una opinión especializada, seguramente indicará la visita a un médico neurólogo o psiquiatra para que realice un chequeo detallado de las funciones psíquicas del paciente.

Si los resultados obtenidos no los conforman, no lo duden: realicen una interconsulta con otro médico o especialista en el tema.
Muchas veces, y debido a que la enfermedad de Alzheimer es difícil de diagnosticar –sobre todo en las primeras fases, principalmente porque se desconocen sus causas–, es fácil confundir el diagnóstico.
Por lo mismo, si a pesar de un resultado negativo ustedes observan que su familiar empeora o sus olvidos se hacen más frecuentes, comienza a entrar en estados de angustia y tristeza, o manifiesta un mayor empobrecimiento de sus capacidades psíquicas... ¡vuelvan a insistir con la consulta médica!.
Ganar tiempo es de vital importancia en esta enfermedad, ¡no lo olviden!

Frente a la posibilidad de la enfermedad de Alzheimer los familiares deben armarse de paciencia, porque llegar a tener un diagnóstico confirmado es la última etapa de todo un proceso que puede resultar tedioso y angustiante.

Pasadas las primeras consultas y con una sospecha fundada, será el neurólogo quien tome a su cargo el seguimiento del paciente.

Pedirá que se le realicen diferentes análisis como radiografías, resonancia magnética, análisis clínicos, técnicas de neuroimagen, evaluaciones psíquicas y neurológicas, etc. Se le realizarán diferentes entrevistas en las que, a través de preguntas específicas, se podrá conocer el grado de deterioro que el paciente sufre, (tal como hemos visto en el inicio de este libro con relación con las entrevistas que el Dr. Alzheimer realizó a su paciente Augusta D.).

Una vez que el neurólogo tenga los resultados, podrá ratificar o no el diagnóstico. Si es así, recetará la medicación pertinente y el proceso continuará con frecuentes entrevistas en las que el neurólogo observará y controlará la evolución del paciente.

Es a partir del tránsito de este proceso -entrevistas, análisis, medicación, frecuentes entrevistas de evaluación y seguimiento-, que el neurólogo estará en condiciones de emitir un diagnóstico certero, es decir: diagnosticar que nuestro ser querido padece la enfermedad de Alzheimer.

A partir del diagnóstico que confirma la enfermedad, tanto el paciente como la familia comenzarán a transitar una nueva etapa en sus vidas.

Nada será como lo era entonces. Sin embargo, aún queda mucho por hacer.

El tratamiento de la enfermedad

Como hemos dicho en los capítulos anteriores, la particular forma en que se desarrolla la enfermedad de Alzheimer hace imposible que pueda hablarse de un tratamiento eficaz que tenga por fin acceder a la cura de este mal.

> El mal de Alzheimer no se cura, pero sí puede tratarse para mejorar las condiciones de vida de la persona afectada.

A medida que el tiempo avanza, progresan las investigaciones con respecto al mal de Alzheimer, y si bien no se ha logrado dar todavía con sus causas y, por lo tanto, no se ha hallado una manera más eficaz para combatir el empobrecimiento psíquico del enfermo, sí se ha logrado contar con una serie de medicamentos específicos que tienen por fin mejorar el funcionamiento general de sus capacidades mentales.

El neurólogo también recetará medicamentos que ayudarán al enfermo en la atenuación de las alteraciones afectivas, de los trastornos del sueño, de su irritabilidad y de su hiperactividad.

Los medicamentos específicos contra el mal de Alzheimer que se utilizan en la actualidad actúan sobre el nivel de la acetilcolina, que como hemos visto en el capítulo 2 de este libro, es uno de los neurotransmisores o neuroquímicos que utilizan las neuronas para transmitir los impulsos nerviosos.

Todos los medicamentos
deben ser recetados por el neurólogo
o profesional que esté a cargo del tratamiento,
pues provocan efectos colaterales.
Nunca se debe dar o tomar un
medicamento que no haya sido prescripto
por un médico idóneo.

Además de la medicación, una dieta equilibrada en nutrientes y ajustada a las necesidades del paciente resulta de vital importancia. Por ello, es posible que se le aconseje una visita al nutricionista, quien tendrá en cuenta otras particularidades clínicas de ese paciente (si sufre de hipertensión; si tiene trastornos digestivos; afecciones cardiovasculares; adecuado recuento de glóbulos rojos y blancos; adecuado nivel de colesterol, etc.).

Como esta enfermedad produce la degeneración de las neuronas con la consiguiente pérdida de las funciones psíquicas, una parte del tratamiento estará orientado a la mayor conservación de las mismas.

Con los ejercicios de estimulación se persigue que las funciones psíquicas se deterioren lo más lentamente posible, y que aquellas que aún no han sido alteradas, mantengan a pleno su capacidad.

Para ello, el neurólogo indicará una institución o profesional que se hará cargo de esta parte del tratamiento, el que consiste en ejercitar los centros nerviosos que se disponen en las diferentes áreas del cerebro (tal como hemos visto en el capítulo 2).

Los centros principales que se estimularán son:

- el de la audición;
- el de la inteligencia;
- el de la memoria;
- el de la percepción;
- el de la asociación;
- el del lenguaje;
- el de la concentración;
- el de la escritura, etc.

El ejercicio físico, acorde con la edad del paciente, es otro de los puntos fundamentales de un adecuado tratamiento de la enfermedad de Alzheimer. Además de estimular la esfera mental, es necesario estimular y mantener en buen estado la corporal.

Para ello el neurólogo indicará qué profesional puede asesorarlo en la práctica.

El ejercicio físico persigue el buen funcionamiento del cuerpo para que los diferentes órganos cumplan su función de la manera adecuada. Los pulmones, los músculos, el corazón, la circulación sanguínea, etc., se verán beneficiados con los ejercicios y ayudarán al paciente a mantener una mejor calidad de vida.

Y por último, son parte importante del tratamiento todas aquellas actividades creativas que el paciente puede realizar o bien disfrutar. La lectura, el dibujo, la pintura, la realización de manualidades, así como escuchar música activan no sólo las funciones psíquicas sino, también, los centros del placer.

Síntesis de lo visto en este capítulo

· Se debe tener en cuenta que, en el caso
de esta enfermedad, es muy ventajoso
un diagnóstico precoz.
· Ante la aparición de los primeros signos
y síntomas, y sin pérdida de tiempo, se debe
acudir al médico.
· Los principales signos y síntomas que deben
tenerse en cuenta son: dificultad en el reconocimiento de los objetos; olvidos frecuentes o
pérdida significativa de la memoria; olvido de los
nombres de las personas o de las cosas habituales;
olvido de la ubicación habitual de algunos objetos,
dificultad para encontrar las palabras adecuadas
en una frase, o trastornos del lenguaje en general;
y desorientación espacio temporal.
· El neurólogo está en condiciones de realizar
un diagnóstico certero después de atravesar un
proceso que puede resultar tedioso y angustiante.
Los familiares deben tener, en este momento, una
cuota extra de paciencia.
· La enfermedad de Alzheimer no tiene cura.
· El tratamiento apunta a preservar las funciones
psíquicas y el estado general del paciente en las
mejores condiciones posibles.
· El tratamiento 'involucra medicación, nutrición,
ejercicios físicos, estimulación intelectual
y actividades artísticas.

CAPÍTULO 5:
EL ENTORNO FAMILIAR

- **Las preguntas que todos nos hacemos**

Las preguntas que todos nos hacemos

Hasta ahora hemos hecho referencia casi con exclusividad a todo el espectro que atañe tanto a la enfermedad de Alzheimer como a quien la padece.

Sin embargo, hay que tener en cuenta que la familia padecerá esta enfermedad de manera indirecta.

Lo primero que los familiares deben comprender es que sus vidas, a partir de la confirmación del diagnóstico, ya no será la misma. Hay un antes y un después del diagnóstico: antes, existía la secreta esperanza de que "todos esos olvidos y confusiones" no fueran otra cosa que productos de la edad; después, existe la certeza de que a partir de este momento, ese ser querido ya ha iniciado el camino hacia el fin de sus días, y es muy doloroso para los familiares aceptarlo.

De un día para el otro, la familia del enfermo ve caer sobre sus hombros la pesada carga de ser, de ahí en más, el sostén principal de una persona que, hasta hacía poco tiempo, se valía por sí misma.

Una persona con la que hijos, nietos, primos, sobrinos y amigos contaban para un sinfín de actividades: salir a pasear, o controlar los gastos mensuales y pagar las cuentas, o realizar las tareas del hogar y colaborar con la manutención de la casa.

Una persona que se bañaba, vestía y arreglaba por sí misma; que no tenía necesidad de indicaciones; por la que nadie se preocupaba cuando prendía la hornalla de la cocina o la estufa...

Esta persona ha dejado de ser la que era y, consecuentemente, su familia también.

¿Cómo debe actuar la familia a partir de la confirmación del diagnóstico?

Lo primero y más difícil con lo que los familiares deben luchar es con la aceptación de la enfermedad. Ésta es una tarea que requiere de un proceso, y es normal que, en un primer momento, no estén dispuestos a aceptar que no se pueda hacer nada para cambiar el destino del ser querido.

> *Asumir que un ser querido padece
> la enfermedad de Alzheimer es difícil.
> Genera angustia, desazón, impotencia,
> desesperación, y una profunda tristeza.*

Por esta razón, a través de los años y con el conocimiento de esta enfermedad y de sus consecuencias inmediatas, se han formado diferentes asociaciones (generalmente encabezadas por familiares de personas que han padecido Alzheimer) que ayudan a otros a atravesar, de la manera más íntegra posible, esta situación tan desesperante.

Los familiares también pueden recurrir a hospitales públicos o centros de atención comunitaria cercanos a su domicilio para pedir asesoramiento y atención.

Otra opción es solicitar al neurólogo o profesional a cargo de la atención del paciente, que les indique centros o profesionales a los que la familia pueda consultar de acuerdo con su necesidad y presupuesto.

¿Es imprescindible que la familia recurra a un profesional?

Si bien no es imprescindible (porque eso dependerá de la personalidad de cada uno de los integrantes) sí es recomendable. La familia (y sobre todo los que estarán a cargo del cuidado del enfermo), debe comprender que la realidad en la que vivían hasta ese momento ha cambiado. Ahora deberán ocuparse de innumerables actividades que no tenían previstas, y que tal vez no da gusto asumir.

Asimismo, el solo hecho de observar cotidianamente cómo el ser querido va declinando, genera un sinfín de contradicciones afectivas: por un lado, el querer que siga siendo el mismo; por el otro, el caer en estados de saturación por la cantidad de obligaciones que el paciente demanda.

Poder atravesar este proceso de la mano de profesionales capacitados colaborará en mucho para el mantenimiento del buen estado anímico de los integrantes de la familia.

¿Es conveniente que los demás familiares y amigos se enteren de la enfermedad?

Sí. Porque al ser una enfermedad que no tiene cura, todos deberán preparase para soportar no sólo la pérdida del ser querido, sino su lento y progresivo empobrecimiento psíquico.

Si los demás familiares y amigos están al tanto de la situación y toman conocimiento de lo que significa padecer esta enfermedad, estarán en mejores condiciones para ayudar no sólo al enfermo sino a la familia en el cumplimiento de la obligaciones y cuidados.

También es conveniente que, en forma paulatina y a medida que la enfermedad avance, los vecinos más próximos estén enterados de la enfermedad. Recuerden que uno de los síntomas que mostrará el enfermo es el de la desorientación. Es posible que, en algún momento, los vecinos puedan verlo salir solo de su hogar y, conociendo la situación, estarán preparados para dar aviso a la familia en forma inmediata.

Recuerden, además, que el enfermo manifestará en algún momento conductas sociales impropias e incorrectas como, por ejemplo, variar bruscamente el humor en el medio de una conversación, bajarse los pantalones frente a otras personas, olvidar subirse el cierre o el pantalón al salir del baño, sufrir incontinencia urinaria o intestinal, sentarse a comer con las manos sucias, no tirar la cadena después de hacer sus necesidades, etc.
Si los demás familiares, amigos y vecinos están enterados de la situación, podrán comprender el por qué de esa conducta y hasta podrán ayudar a distender los ánimos.

¿Existe alguna situación que la familia deba considerar en forma particular?

Sí. Existe una situación muy concreta que la familia debe prever: el gasto económico que la enfermedad acarreará.

La enfermedad de Alzheimer es una enfermedad que demanda costos elevados. Los medicamentos, los complejos vitamínicos y minerales, las frecuentes consultas médicas, la atención del nutricionista, la del neurólogo, la del profesional que se encargará de los ejercicios físicos, la adaptación del hogar a las nuevas necesidades del enfermo, la contratación de personal capacitado para atenderlo durante el día si los familiares no pueden hacerlo, los gastos que puede ocasionar la necesidad de una internación, etc., son todos factores que demandan un elevado nivel de gastos.

Todos estos gastos deben ser considerados con anterioridad porque la enfermedad de Alzheimer no da pausa. El enfermo, para poder aspirar a mantener una vida digna el mayor tiempo posible, no puede prescindir de los medicamentos ni de los tratamiento indicados para este mal. Si el dinero no es suficiente para cubrir las necesidades básicas del enfermo, la familia deberá

> *encontrar caminos alternativos para poder suplir*
> *esta deficiencia, los que deberán*
> *ser previstos con antelación.*

La familia debe decidir cómo va a cumplir con todas estas obligaciones de acuerdo con su presupuesto. Y cuando mencionamos el presupuesto incluimos, también, el tiempo que deberá dedicarse a la atención del enfermo.

De esta manera, los familiares podrán determinar si deben acudir a instituciones y profesionales públicos o privados, o alternar entre unos y otros para las diferentes actividades, propias del tratamiento.

Si el paciente posee cobertura social, éste es el momento de asesorarse sobre los servicios y prestaciones que la misma ofrece para estos casos:

• si cuenta con instituciones de rehabilitación física gratuita;

• a qué hospitales o sanatorios se puede recurrir en caso de urgencia;

• si son necesarios pagos extra por los servicios, o si están contemplados dentro de la cuota;

• si posee un cuerpo médico de atención a domicilio;

• si posee un sistema de traslado en ambulancia sin costo;

• si existen descuentos en la compra de los medicamentos específicos y si los mismos están contemplados en la cobertura.

• también es importante que la familia prevea el sistema de internación, y si la misma les demandará gastos extras, etc.

¿Qué otros recaudos debe tomar la familia?

La familia deberá planificar con antelación cómo se distribuirán los roles entre los integrantes de la misma, contemplando no sólo la atención del enfermo sino también el mantenimiento adecuado del hogar.

Generalmente hay un miembro de la familia que asume las mayores responsabilidades y obligaciones. Los demás, actúan a su alrededor facilitando el cumplimiento de las diversas actividades.

La persona que actúa como cuidadora recibe una carga muy difícil de sobrellevar. Es quien más está expuesta a sufrir trastornos emocionales o estrés. Esta persona va a dejar de lado parte de su vida para cuidar a ese ser querido que ha enfermado, por lo que sentirá que ha perdido el manejo de su propia vida.

Es de vital importancia que el resto de los

> *familiares ayuden y contengan a quien se ha*
> *hecho cargo de la parte más pesada; que lo*
> *comprendan y que no le exijan más de lo*
> *que humanamente puede dar.*

Otro de los recaudos que la familia debe prever es el reacondicionamiento del hogar, aspecto que veremos en el capítulo siguiente.

Síntesis de lo visto en este capítulo

- *Uno de las primeros aspectos que se debe tener en cuenta es que la familia, y sobre todo los familiares más cercanos, padecerán esta enfermedad de manera indirecta.*
- *Lo primero y más difícil con lo que los familiares deben luchar es con la aceptación de la enfermedad.*
- *La enfermedad de Alzheimer genera angustia, desazón, bronca, impotencia, desesperación, tristeza, etc., en los familiares del enfermo, y esto no sólo debe contemplarse sino que debe, también, canalizarse.*
- *Para luchar contra este estado, la familia puede recurrir a diversas asociaciones específicas para la atención de los familiares que atraviesan el proceso de la enfermedad del ser querido, así como a hospitales, centros comunitarios y consultas a profesionales de la salud.*
- *Es conveniente que los familiares que no forman parte del núcleo íntimo, los amigos y los vecinos más próximos estén enterados de la situación por la que atraviesa el enfermo. Podrán prestar su colaboración y comprender conductas que inevitablemente comenzarán a aflorar.*
- *La familia deberá prever con antelación cómo harán frente a los gastos económicos que esta enfermedad les va a demandar.*

• La familia, además, debe planificar con antelación la distribución de los roles que ocupará cada integrante en lo referente al cuidado del enfermo y mantenimiento del hogar.

• La persona que actúa como cuidadora recibe, cotidianamente, una carga muy difícil de sobrellevar. Es necesario que el resto de los familiares la ayuden en todos los aspectos a transitar este camino tan desgastante.

CAPÍTULO 6:
LA ATENCIÓN DEL ENFERMO
EN EL HOGAR

- La transformación del hogar
- Los cuidados principales del paciente

La transformación del hogar

En el capítulo anterior hemos hecho referencia a que la familia deberá prever el reacondicionamiento del hogar.

¿Por qué es esto necesario?

Porque el enfermo irá perdiendo gradualmente sus facultades, por lo que no podrá movilizarse de la manera en que lo hacía, y olvidará la ejecución de actos (hechos que pueden poner en peligro a la familia así como a él mismo, como por ejemplo, apagar el gas, cerrar la canilla, cerrar la puerta de entrada, apagar el cigarrillo, etc.).

> *Recuerden que las personas que padecen Alzheimer atraviesan una fase de involución que, con el tiempo, las acerca al estado de la niñez.*
>
> *En este sentido, si bien los cambios se dan en forma paulatina y gradual, la familia debe imaginar la situación futura en el hogar si en el mismo se encontrara viviendo un bebé.*

> *De esta manera, podrán ir recorriendo los diferentes ambientes de la casa y reacomodando aquellos objetos que puedan transformarse en un peligro para el enfermo.*

Veamos cuáles son los cambios que resulta imprescindible llevar a cabo:

• No dejar cables sueltos tirados en el piso. Es necesario que los aseguren a la pared con grampas o varillas de sostén. En lo posible, evitar que los cables queden a la vista.

• Proteger los enfuches para que el paciente no pueda meter los dedos o algún instrumento en los orificios.

• Proteger las esquinas de los muebles con alguna tela alcolchada. El enfermo suele tropezar con los muebles y, si las esquinas se encuentran descubiertas, no sólo se lastimará sino que el golpe puede hacerlo trastabillar y caer.

• Asegurar las alacenas y muebles colgantes.

• No dejar a mano del enfermo productos que puedan ser tóxicos, así como medicamentos. Éstos deben estar bien guardados en algún mueble con llave y de difícil acceso.

• Retirar todo tipo de objetos pequeños que pueda llevarse a la boca. Los adornos y objetos similares deben estar fuera de su alcance.

• No dejar a su alcance fósforos ni encendedores.

• Constatar que las sillas sean firmes y seguras para evitar caídas. Reparar o reemplazar las que no cumplan esta condición.

• Asegurar las ventanas con pestillos para que no puedan ser abiertas por el enfermo, sobre todo si no poseen protección.

• Liberar el paso de los pasillos y las escaleras. Con respecto a estas últimas, lo ideal es que cuenten con una doble baranda o pasamanos para que el enfermo se pueda sostener con ambas manos al subir o bajar.

• Asegurar o quitar las perillas del gas de la cocina.

• Mantener a buen resguardo todo objeto cortante y punzante, como tijeras, alfileres, cuchillos, agujas de tejer, etc.

• Colocar alfombras antideslizantes en la bañera.

• Colocar dispositivos de barras en el baño para que el enfermo pueda sostenerse al utilizar los artefactos sanitarios.

• Retirar del hogar todas las alfombras sueltas y los felpudos. Lo ideal es cubrir los pisos con alfombras adheridas a los mismos para evitar que se resbale. Se debe tener especial cuidado con los pisos de madera o mosaico, los que deberán ser cubiertos con alfombra adherente.

• Cuidar, muy especialmente, el sistema de cierre de las puertas. Es necesario evitar que el enfermo cierre la puerta de una habitación y luego no pueda abrirla. Buscar algún tipo de cerradura que permita abrir desde fuera sin inconveniente.

Es necesario que los ambientes se encuentren bien iluminados para evitar que el enfermo tropiece con objetos que no ve o que se asuste por las sombras que suelen proyectarse en los ambientes mal iluminados.
Es conveniente dejar por la noche una luz encendida cerca del ámbito del hogar en el que se moviliza el enfermo para ir al baño o la cocina.

Los cuidados principales del paciente

Cómo ayudarlo en su higiene personal

Como todo el proceso que caracteriza a esta enfermedad, la pérdida de la autonomía del paciente para ocuparse de la higiene personal también se hará en forma lenta y progresiva.

Mientras el enfermo pueda continuar realizando determinadas actividades por sí mismo, es conveniente que lo haga solo y, de ser necesario, bajo la supervisión del cuidador, que tratará de inmiscuirse lo menos posible.

A medida que pase el tiempo y la enfermedad avance, el cuidador se irá dando cuenta de en qué momento es necesario tomar el control de la situación.

Hay puntos muy importantes que deben tenerse en cuenta:

· Permitir, en la medida de lo posible, que continúe manteniendo los mismos hábitos de toda su vida. Por ejemplo, si está acostumbrado a levantarse y tomar un baño matinal, el cuidador debe procurar higienizarlo en ese momento. Por supuesto que la disposición para mantener sus hábitos tendrán que conjugarse con las reales posibilidades que tenga el cuidador y la familia.

• Al lavarlo o bañarlo es imprescindible controlar la temperatura del agua para evitar que se queme o se resista a la higiene al notarla fría.

• Cuidar la higiene de sus pies resulta fundamental para evitar caídas o mayores tropiezos. Es necesario cortar sus uñas y mantenerlas limpias. También es importante que, con la mayor frecuencia que se pueda, un pedicuro elimine durezas y callos que puedan llegar a causarle dolor.

• Asimismo, es necesario cuidar la higiene de las uñas de las manos para evitar que se lastime al rascarse o tocarse.

• Procurar la adecuada higiene bucal por la mañana, después de las comidas principales y antes de acostarlo. Si posee dentadura postiza, será necesario quitársela y lavársela con cepillo y agua tibia. Por la noche, mantener la dentadura dentro de un vaso con agua y, en lo posible, mezclado con algunas gotas de algún producto desinfectante. De ser necesario, llevarlo al dentista cada tanto para que verifique la aparición de caries o enfermedades, e indique el tratamiento a seguir.

• Mantener en buenas condiciones el aseo de su cabello. Si es mujer y tiene la cabellera teñida, continuar tiñéndosela con el color acostumbrado. Si es varón, afeitarlo o recortar su barba de la manera habitual.

• Lavarle las manos antes de cada comida.

¿Cómo ayudarlo a vestirse?

Por las mismos razones que hemos indicado con anterioridad, a medida que el tiempo transcurra y la enfermedad avance, el enfermo irá perdiendo su capacidad para vestirse solo. Mientas él pueda mantener su independencia tanto en el vestirse como en la elección de la vestimenta, es conveniente dejarlo hacer.

Pero la familia debe supervisar que la ropa elegida sea la adecuada para la estación del año, que las prendas hayan sido bien combinadas, que realmente pueda abrocharse la ropa, y que se haya atado los cordones de los zapatos para que no queden colgando.

Hay aspectos importantes que deben tenerse en cuenta:

• Evitar, a toda costa, las discusiones. Si él desea ponerse algo que es inadecuado, debe tenerse paciencia e intentar convencerlo de cambiar de vestimenta por medio de una actitud amorosa, como por ejemplo, acercarle la ropa que desean que utilice y elogiar lo hermoso que ese color le queda, o la elegancia de la tela en que la prenda está confeccionada o acentuar cómo ese corte de ropa lo hace ver mucho mejor.

• Si todavía tiene posibilidades de vestirse solo, procurar darle el tiempo suficiente para que pueda hacerlo, sin apurarlo.

• Un buen método para que el enfermo continúe ejercitando sus capacidades psíquicas es disponer las prendas que va a utilizar sobre una silla o sobre la cama, y dejar que él vaya tomándolas de a una y se las vaya poniendo. De ser necesario, ayudarlo con la secuencia indicándole: "Ahora el pantalón", "ahora la camisa", "ahora es el turno de las medias", etc.

• Evitar que esté todo el tiempo vestido con ropa de cama, aunque permanezca dentro del hogar.

• Lo ideal es utilizar prendas fáciles de ponerse y sacarse, y que cierren por sistemas que eviten la dificultad de los botones y cierres relámpagos.

• Propiciar un calzado cómodo, fresco y en lo posible sin cordones, y que tenga suela antideslizante.

• En el caso de las mujeres, evitar los zapatos con taco y aquellos que no se ciñen al talón.

¿Cómo ayudarlo en su alimentación?

A esta altura, seguramente ya se ha tenido una entrevista con el médico nutricionista quien les habrá indicado la dieta específica para el paciente. Seguramente, también, les ha dado determinados consejos sobre la manera en que debe ser alimentado, cuántas veces por día, qué cantidad de líquido debe tomar, cómo actuar si no demuestra deseos de comer, o si lo hace en forma excesiva, etc.

Por lo mismo, indicaremos sólo los ítems más importantes que deben tener siempre presente.

• Ante la manifestación de inapetencia o apetito voraz, consultar con el médico o nutricionista.

• Si posee dificultad para masticar, consultar con un odontólogo para solucionar el problema de modo que el enfermo pueda alimentarse correctamente.

• Si la dificultad persiste, consultar con el nutricionista cómo variar la dieta inicial a una líquida o semilíquida.

• Se debe tener cuidado con las dietas muy líquidas porque el paciente puede llegar a ahogarse en el momento de tragar. En estos casos, consultar con el nutricionista sobre el uso de algún espesante.

• A medida que la enfermedad avance, el enfermo se verá cada vez más dificultado para alimentarse de la manera normal. En este momento, el profesional a cargo evaluará si es necesario comenzar a alimentarlo a través de una sonda.

El momento de la comida, que siempre remite a la posibilidad de compartir y comunicarse con la familia, ha pasado a ser uno de los momentos más difíciles que el familiar a cargo debe transitar. El enfermo comenzará, progresivamente, a comportarse como un niño que no quiere comer lo que se le ofrece, que se empecina y discute, que separa el plato con comida de su lado en franca muestra

de descontento, que es capaz de arrojar los
cubiertos al suelo, que se ensucia, que se
le cae la comida por la comisura de los labios,
que cierra la boca para evitar que entre
el bocado, etc.

Esta conducta es consecuencia del proceso
de empobrecimiento psíquico que está
padeciendo. Traten de no discutir ni
de enojarse porque el paciente no lo hace a
propósito. Si la carga se hace muy pesada,
pidan ayuda al resto de los familiares
para ir turnándose en esta tarea.

Otras recomendaciones

Para terminar, estén atentos a todas aquellas actividades que consideren que el enfermo puede realizar de acuerdo con la fase que esté transitando, y tomen todas las precauciones que el sentido común les indique.

• Si experimenta alteraciones del sueño, consulten con el profesional a cargo.

• Si lo notan muy inquieto o demasiado aplacado, consulten con el médico.

• Si está en condiciones de caminar, propónganle paseos fuera del hogar. Acompáñenlo siguiendo el ritmo que él imponga.

· Si aún puede escribir, ofrézcanle revistas de cru-
cigramas y juegos que lo mantendrán mentalmente
activo.

· Si le gusta mirar televisión o ver películas, per-
mítanselo. Luego, ejerciten sus capacidades intelectuales pidiéndole que les relate lo que ha visto de la
manera más precisa que puedan. Háganle preguntas como: "¿era bella la protagonista? ¿de qué color tenía el cabello?, ¿la casa tenía un jardín?,
¿cuántas personas integraban la familia?", etc. Estas preguntas ejercitarán su atención y concentración.

· Si lo encuentran deambulando por la casa sin
sentido, acérquense sin brusquedad y pregúntenle
qué está haciendo, a dónde quiere ir, qué está bus-
cando, etc., y luego intenten que se siente en un si-
llón cómodo y se tranquilice.

· Si puede leer solo, acérquenle libros o revistas
que sean de su interés. En el caso de que ya no pueda hacerlo por sí mismo, dediquen un tiempo a la
lectura o háganlo escuchar la música que siempre le
gustó.

Síntesis de lo visto en este capítulo

· *La familia deberá prever el reacondicionamiento de su hogar para que el mismo se adapte a las nuevas necesidades del enfermo. De esta manera se evitarán accidentes que pueden poner en riesgo al enfermo, como a cualquier otro integrante de la familia.*

· *Es necesario ayudar al enfermo en su higiene personal, lo que redundará en un bienestar físico y psíquico. Lo ayudará, a la vez, a conservar por más tiempo las normas sociales de convivencia.*

· *En cuanto a la vestimenta, es importante que mientras pueda se vista solo, siempre bajo la supervisión del familiar a cargo. Deben evitarse las prendas difíciles de poner y sacar, así como botones y cierres que dificulten la motricidad. Evitar, asimismo, el calzado con cordones.*

· *El momento de la alimentación suele ser uno de los más conflictivos. El familiar a cargo debe pedir ayuda para evitar caer en situaciones estresantes. La clave para esta actividad es tener paciencia y no pretender que el enfermo se comporte de una manera diferente.*

· *Los familiares deben evacuar todas las dudas que tengan con el profesional a cargo, tanto en lo que se refiere a la alimentación*

como a las alteraciones del sueño o los
cambios de humor.

· Y, por último, ofrecerle actividades para que
el enfermo pueda desarrollar, las que deben
estar adecuadas a la fase de evolución que
esté transitando.

Palabras finales

Hemos recorrido juntos un camino difícil de transitar, pero sumamente necesario cuando es imprescindible atender a un enfermo que padece Alzheimer.

Ahora saben no sólo que esta enfermedad no tiene cura, sino cuáles son sus peculiaridades. Por lo tanto, aceptar este hecho se vuelve fundamental para poder, rápidamente, comenzar a realizar las acciones que son necesarias para brindarle al enfermo una mayor calidad de vida.

Es cierto, los años de convivencia con una persona que padece Alzheimer son frustrantes, desgastantes, tristes... nos hacen sentir impotentes y hasta a veces nos vuelven indiferentes al dolor y al sufrimiento. Porque la carga que se lleva es muy pesada, sobre todo para la persona que actúa como cuidadora.

La realidad es que nuestro ser querido ya no será nunca más la persona que conocimos, y tampoco seremos para él una persona conocida.

Asumir esta realidad es ganar tiempo para él y para nosotros mismos, porque nos da la posibilidad de comenzar a enfocar la mirada no ya en las imposibilidades, sino en las oportunidades de seguir compartiendo momentos en que nuestras almas y nuestros corazones continúen encontrándose.

Contamos con un equipo de profesionales que evacuarán nuestras dudas y nos guiarán por este duro camino que no pedimos transitar pero que debemos hacerlo con la mayor entereza.

Conocemos, ahora, cuáles son las actividades que debemos desempeñar para cuidar a nuestro querido enfermo. Podemos contar, también, con la ayuda de otras personas que pasan o han pasado por nuestra misma situación, quienes nos ofrecerán apoyo y sostén.

Por lo tanto, dediquemos, más allá de las obligaciones, un tiempo para seguir disfrutando de la compañía de nuestro ser querido, mientras la vida, todavía, lo deje a nuestro lado.

Índice

12-13-04